AF602337

LES ÉDITIONS ET LES TRADUCTIONS

DE LA

COLLECTION HIPPOCRATIQUE

PAR

M. LE Dr EISSEN

Rédacteur en chef de la *Gazette médicale de Strasbourg*.

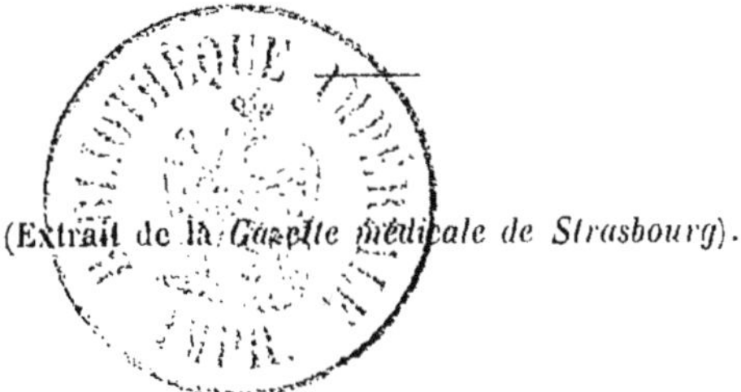

(Extrait de la *Gazette médicale de Strasbourg*).

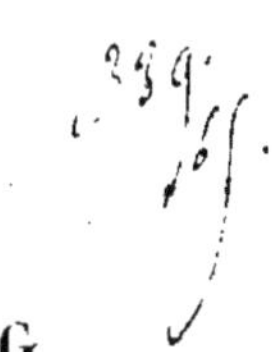

STRASBOURG

TYPOGRAPHIE DE G. SILBERMANN, PLACE SAINT-THOMAS, 3.

1865.

LES ÉDITIONS ET LES TRADUCTIONS

DE LA

COLLECTION HIPPOCRATIQUE.

Est-il nécessaire que le médecin d'aujourd'hui étudie les œuvres d'Hippocrate ?

A cette question il sera répondu par les uns affirmativement, négativement par les autres. Cela dépendra de l'idée qu'ils auront eux-mêmes de la médecine.

Ceux pour lesquels il y a une science médicale, admirable édifice élevé à travers la série des âges par le génie de l'homme, édifice auquel tous les siècles ont apporté leur contingent, auquel notre époque amène avec une ardeur fébrile d'innombrables matériaux sans savoir toujours quelle place ils devront occuper, sans parfois même trop s'inquiéter de l'idée si seulement ils pourront être utilisés, édifice qui est avancé, mais qui ne sera jamais achevé; car, malgré l'étincelle divine qui la pénètre, la science médicale reste une œuvre humaine; pour ceux-là point d'hésitation, ceux-là vous répondront : « Si vous voulez être un vrai médecin, c'est-à-dire si vous êtes pénétré du feu sacré, si vous vous sentez appelé à combattre sans trêve ni repos, partout en toute occasion et par tous les moyens, à tout moment de votre existence, les causes innombrables de douleur, de maladie et de mort qui assaillissent vos semblables individuellement et collectivement, si vous possédez la sainte persuasion que vous n'existez que pour remplir cette noble tâche, et que ce n'est qu'à la condition de la remplir ainsi que la société a besoin de vous; ; si pour la remplir dignement et aussi heureusement qu'il est permis à l'homme de la remplir, vous n'avez cessé de scruter, autant qu'il dépendait de vous, les secrets de la nature et de vous approprier les trésors de la science amassés par vos prédécesseurs et par vos contemporains animés du même esprit que vous, vous ne voudrez pas négliger d'étudier et de méditer les écrits du plus grand de tous ceux qui vous ont précédés, du contemporain des Périclès, des Socrate, des Phidias, des Sophocle, des Euripide, des Thucydide, des Aristophane, et qui n'a pas été indigne de cette haute société, du génie qui, dans tout ce qu'il a fait, pensé et écrit, dans tout ce qu'il a commis et omis, par son caractère, par son intelligence, par ses préceptes scientifiques et professionnels, par sa vie entière, n'a pas cessé, à travers les siècles, de rester un modèle que l'on pourra imiter, mais qu'on ne dépassera jamais C'est lui qui nous a montré comment il faut interroger l'admirable création, que ce soit l'organisme humain, que ce soit toute la nature qui nous entoure qui fasse le sujet de nos études; c'est lui qui a fouillé, guidé par le flambeau de la critique, les préceptes des anciens — τοῖς τῶν παλαιῶν ἀνδρῶν ὁμιλῆσαι γράμμασι — précepte formulé depuis par Galien et choisi par M. Littré comme épigraphe de sa monumentale édition. Par l'étude de la collection hippocratique, vos convictions médicales acquerront définitivement la base et le lien qui en constitueront la solidité, qui rassureront votre conscience et vous placeront bien au dessus des attaques d'un scepticisme désolant. Voilà ce que vous répondront les enthousiastes, les croyants, les amis des vieux livres, les admirateurs du génie humain partout où il se manifeste, les zélateurs de l'héroïque antiquité, les adorateurs de la brillante renaissance des lettres, lorsque l'immortelle et fatidique invention de Gutenberg eut fourni le moyen de produire à la lumière, en moins d'un siècle, les immenses travaux menés à bonne fin par tant d'hommes étonnants par leur zèle, leur savoir et leur activité.

Mais une autre phalange viendra, ardente et dédaigneuse, dont chaque membre est persuadé que la science médicale ne commence qu'avec lui, que le monde entier a attendu son avénement avec anxiété, pour pouvoir se livrer sous sa direction à l'étude de l'austère science de la vie et surtout de la mort, que son observation est la seule bonne, que ses déductions, alors qu'il y en a, sont les seules véritables, et que tout ce qui a occupé les méditations, les veilles, les travaux de ceux qui ont vécu avant lui, ne vaut pas la peine de s'y arrêter. Ah ! ceux-là vous répondront : « Vous voulez étudier Hippocrate, à quoi bon ? Vous avez bien autre chose à faire; si vous vous enfoncez dans l'étude de cet amas de divagations, où prendrez-vous donc le temps de saisir la nature sur le fait avec votre scalpel, avec votre microscope, avec votre plessimètre, avec vos réactifs; où prendrez-vous surtout celui de vous familiariser avec les innombrables publications que produit l'admirable activité du temps présent? »

La réflexion est permise en présence de contradictions si tranchées. Certes, il ne peut venir à l'idée de personne, hormis de quelques esprits fanatiques de l'école vitaliste-orthodoxe, de vouloir faire commencer l'initiation des adeptes par l'étude des écrits hippocratiques, et de faire comme ferait un maçon qui voudrait commencer la construction d'un édifice par la toiture. Mais entre l'adulation aveugle et systématique des uns et entre la proscription présomptueuse des autres il y a de l'espace heureusement, et cet espace est occupé par les esprits éclairés, judicieux et tranquilles, qui souscriront des deux mains aux paroles burinées dans le bronze, par lesquelles conclut l'admirable introduction aux œuvres d'Hippocrate, de M. Littré :

« On a beaucoup écrit sur Hippocrate, et on pourra encore beaucoup écrire. Les compositions capitales que l'antiquité nous a léguées, ont cela de caractéristique que l'étude ne s'en épuise jamais, et que la science, à chaque progrès qu'elle fait, les aperçoit d'un nouveau point de vue et sous un autre jour. Les travaux de nos prédécesseurs sur ces vieux monuments ne nous dispensent pas de les examiner pour notre propre compte; car pour nous il y a là aussi une abondante récolte de faits, de pensées, d'indications qui nous seront utiles pour mieux comprendre notre médecine actuelle. Il m'importe de résumer ici en quelques mots ce que j'ai dispersé dans le courant de cette *Introduction*, et de rappeler brièvement les principaux avantages que procure l'étude des vieux maîtres de l'art. Demander à cette étude un résultat immédiat, pratique, palpable, si je puis m'exprimer ainsi, comme celui que procure un livre moderne sur tel ou tel point de la science, ce serait lui demander tout autre chose que ce qu'elle peut donner, ce serait en méconnaître la véritable utilité. On ne doit pas aller, là, apprendre la médecine; mais, quand on est pourvu d'une instruction forte et solide, il faut y chercher un complément qui agrandisse l'esprit, affermisse le jugement et montre, dans la tradition de la science, le travail des générations successives, leurs erreurs et leurs succès, leur faiblesse et leur force. On y puise reconnaissance pour les efforts de nos devanciers, assurance dans les efforts actuels, car c'est surtout alors que l'on sent que la science n'est jamais ni un fruit spontané, ni la création d'une époque ou d'un homme, mais un héritage que nous avons reçu et que nous transmettons.

« Deux choses surtout sont à considérer, quand il s'agit de recommander l'étude des vieux livres et des vieux temps. Ils fournissent à la fois des faits et des doctrines : des faits sans lesquels l'enseignement serait incomplet, des doctrines sans lesquelles nous n'aurions qu'une vue fausse de la culture de la science. S'il est vrai que les maladies changent suivant les climats, si ces modifications frappent de plus en plus les esprits par leur importance pratique et doctrinale à mesure que la civilisation s'étend sur les points les plus divers du globe, il n'est pas moins vrai que les siècles présentent aussi de grandes différences dans leur physionomie pathologique, et que certaines affections s'en vont, tandis que de nouvelles arrivent sur la scène du monde. Le choléra indien nous en a fait faire à nous-mêmes une rude et récente expérience. Hippocrate, dans son large et ingénieux système, a comparé les âges de la vie humaine aux saisons de l'année.

Si j'osais l'imiter, je comparerais les âges de l'histoire de l'humanité aux climats de la terre. Les uns comme les autres ont leurs maladies propres, leur pathologie spéciale. Or ce n'est que dans les auteurs, vieux témoins de ces phénomènes passés qui ne doivent peut-être plus se reproduire, ce n'est que dans les livres, fidèles dépositaires de ces antiques observations, que le médecin peut les chercher, les étudier et arriver à concevoir un ensemble de la pathologie, dont le petit horizon qu'il embrasse ne lui donnerait qu'une faible idée. Si par l'étude le médecin doit se faire cosmopolite, par l'étude il doit aussi se faire contemporain de tous les âges. Là il prend connaissance de mille faits qui, sans cela, lui seraient à jamais inconnus, et ce voyage dans le temps ne lui sert pas moins que ne lui servirait un voyage à travers les continents et les mers.

« Voilà pour les faits; voici pour la doctrine : l'homme qui réfléchit sur lui-même et sur sa conduite passée trouve un grand enseignement pour sa conduite future, et dans ce qu'il a fait de bien et dans ce qu'il a fait de mal. De même la médecine ne peut revenir sur son passé sans y recueillir des leçons pour son avenir. Celui qui explorera avec des lumières suffisantes l'histoire des théories et de la pratique de nos prédécesseurs rencontrera des sources fécondes de savoir. L'étude de l'antiquité ne doit être abordée qu'avec des connaissances telles qu'on en profite. Là l'ordre logique est de commencer non par ce qu'il y a de plus vieux, mais par ce qu'il y a de plus récent. Quand on s'est pénétré de la science contemporaine, alors il est temps de se tourner vers la science passée. Rien ne fortifie plus le jugement que cette comparaison. L'impartialité de l'esprit s'y développe; l'incertitude des systèmes s'y manifeste; l'autorité des faits s'y confirme, et l'on découvre, dans l'ensemble, un enchaînement philosophique qui est en soi une leçon. En d'autres termes, on apprend à connaître, à comprendre, à juger.

« Dans les œuvres d'Hippocrate bien des germes ont été déposés qui ont reçu un grand et fécond développement; bien des choses ont été dites, qui depuis n'ont plus été répétées avec le même sens et la même grandeur. Et lorsque le père de la médecine commence ses *Aphorismes*, en disant : *La vie est courte*, *l'art est long*, *l'occasion fugitive*, *l'expérience trompeuse*, *le jugement difficile* [1], qui ne se sent transporté dans un autre ordre d'idées que celui auquel nous sommes habitués? Qui n'entend là un autre langage que celui qui retentit chaque jour à nos oreilles? Qui ne croit lire dans cette sentence, à moitié grecque et à moitié orientale, l'inscription monumen-

---

[1] Ὁ βίος βραχὺς, ἡ δὲ τέχνη μακρὴ, ὁ δὲ καιρὸς ὀξὺς, ἡ δὲ πεῖρα σφαλερὴ, ἡ δὲ κρίσις χαλεπή.

tale inscrite au frontispice de la médecine, au moment où les portes en sont ouvertes par une main puissante[1] ? »

Tout esprit sérieux demeurera convaincu que l'étude des écrits hippocratiques lui procurera, quand il sera entrepris à son temps, honneur, profit et satisfaction. Mais où devra-t-il l'étudier, de laquelle des nombreuses publications de ces écrits devra-t-il se servir ? Pour l'immense majorité du corps médical actuel on ne peut pas exiger qu'il se serve des textes grecs, et encore faudrait-il savoir choisir. Car les temps sont revenus, et pour notre honneur, nous pouvons le dire, ce n'est pas la paresse qui nous a amenés là, mais bien l'immensité des matériaux que nous devons nous assimiler, les temps sont revenus où presque tous nous sommes obligés de dire, comme les clercs du moyen âge : *Græca sunt, non leguntur.* Tout le monde ne peut pas être un Andral, un Malgaigne, un des Etangs, un des Briau, un Daremberg, un Littré ou un Pétrequin. Pour le corps médical français, la question ne saurait être indécise longtemps ; il a à sa disposition les travaux des hommes que nous venons de citer, et l'œuvre de Littré surtout est attrayante par la facilité qu'elle offre de comparer à la traduction le texte grec, par sa prodigieuse érudition, par la science philologique profonde qui a présidé à sa conception, par les travaux philosophiques, historiques et critiques qui accompagnent chaque traité de l'original. Elle restera le véritable guide de la manière d'étudier, de comprendre et de juger, au point de vue médical, historique, philologique et philosophique, les écrits hippocratiques.

M. Pétrequin est occupé à restituer la chirurgie d'Hippocrate, mais avec le même talent et la même profondeur de science que M. Littré, et vu sa spécialité, quelquefois avec plus de bonheur[2]. Voici comment s'exprime à cet égard le savant professeur de Lyon, dans un passage de son *Etude des médecins de l'antiquité :* « Hippocrate, à nos yeux, est peut-être encore plus remarquable comme chirurgien que comme médecin. Là, sa méthode se révèle sous un jour nouveau, et l'on voit ses rares qualités briller dans tout leur éclat. En médecine, ses idées, plus spéculatives, s'éloignent davantage des notions contemporaines ; en chirurgie, ses vues, pour ainsi dire plus matérialisées, restent plus conformes aux idées classiques. En médecine, beaucoup de ses pratiques ont vieilli ; en chirurgie elles semblent plus vivaces ; les unes ont survécu, les autres renaissent sous le nom de procédés nouveaux qui sont, dans toute la rigueur des termes, véritablement *renouvelées des Grecs.* On est étonné de trouver, dans un

[1] E. Littré. *Œuvres complètes d'Hippocrate*, traduction nouvelle etc., t. I, p. 475 et suiv.

[2] Voy. *Gaz. méd. de Strasb.*, 1865, n° 3, feuilleton.

ouvrage qui date de plus de deux mille ans, tant de faits, tant d'aperçus et tant d'idées. Quelle netteté, quelle précision, quelle sûreté de coup d'œil! On ne sait ce qu'il faut admirer le plus, du dialecticien persuasif ou du clinicien consommé et de l'observateur sagace. » M. Pétrequin termine cette *Etude* par le passage suivant : « On reconnaît partout le philosophe et le praticien, dévoué à l'art et à la science, ami de la vérité et de l'humanité, ennemi déclaré des superstitions, du charlatanisme et des mauvaises doctrines, esprit élevé, d'une grande rectitude de jugement, d'une dialectique ferme et nerveuse : clinicien habile, opérateur entreprenant, sans témérité, génie inventif qui avait embrassé et formulé en une vaste méthode scientifique toutes les connaissances médicales et qui offrait la plus noble alliance des qualités morales et intellectuelles. »

Il est très-intéressant de savoir quels travaux ont été accomplis pour nous conserver à travers les âges, les monuments de la science d'une si haute antiquité, alors qu'avant l'invention de l'imprimerie on ne pouvait les reproduire qu'à l'aide du travail des copistes. Les livres hippocratiques étaient peu répandus avant la fondation d'Alexandrie en Égypte; ils étaient restés renfermés entre un petit nombre d'élus, élèves ou descendants d'Hippocrate. Aussi sont-ils peu mentionnés par les écrivains de cette époque. Beaucoup d'écrits de l'école de Cos périrent avant d'être multipliés et répandus; beaucoup de livres apocryphes y furent mêlés par les vendeurs de livres, qui trouvèrent leur profit, auprès des rois d'Egypte et de Pergame, à intituler les écrits comme ils le voulurent, et à y mettre un nom qui en augmentait considérablement la valeur. Cette fraude paraît du reste s'être maintenue constamment dans les habitudes de la librairie de l'antiquité; car cinq siècles plus tard, Galien raconte à Bassus que, se trouvant à Rome et s'étant rendu dans la rue des Cordonniers (*in Sandalario*), où il y avait beaucoup de magasins de livres, il y vit quelques personnes se disputant sur un livre qui venait d'être vendu, pour savoir s'il était de lui ou d'un autre. Le livre portait la suscription : *Galenus medicus*. « Celui qui l'avait acheté comme venant de moi, continue Galien, séduit par sa nouvelle suscription, c'était un littérateur, désirait prendre connaissance du contenu. Mais à peine eut-il parcouru les deux premiers alinéas que soudain il le rejeta, se bornant à dire : ce style n'est pas celui de Galien, et ce livre porte une suscription trompeuse. Celui qui disait cela était solidement instruit dans les sciences que chez nous les jeunes Grecs reçoivent, dès le principe, chez les grammairiens et les rhétoriciens. »

Cette aventure décida Galien à publier le catalogue de ses écrits, qui porte dans la collection le titre de : *Galenus de libris propriis liber*[1].

---

[1] *A. Galeni Perg. omnia quæ extant in lat. serm. conv.* ex. III off. Froben, édit. 1562, p. 20.

Après la mort d'Alexandre, les livres, en se multipliant, prirent une forme plus certaine, qui permettait bien plus difficilement les substitutions de noms et l'interprétation de nouveaux écrits dans une collection déjà existante. La collection hippocratique se trouva, par les travaux des commentateurs, fixée et fermée à toute invasion de traités qui n'auraient pas reçu à ce moment le certificat de leur origine. Dès lors la transmission en fut régulière, les commentateurs se suivirent sans interruption.

Si les libraires se gênaient si peu avec les contemporains, on peut juger de ce que cela devait être avec les écrits des époques antérieures.

Jusqu'à l'invention de l'imprimerie, les manuscrits, transmis directement de main en main et de copiste en copiste, restèrent donc les pièces originales et authentiques qui servent de base aux éditions des auteurs anciens. Pourtant, pour ce qui concerne les études hippocratiques, on n'en connaît guère d'antérieurs à l'ère chrétienne, et les plus anciens existants ne remontent pas plus haut qu'au dixième siècle de notre ère. Jusqu'au quinzième siècle, c'est dans les couvents qu'ils ont été conservés et reproduits [1].

La typographie, avec la renaissance des lettres, multiplia tout à coup les œuvres jusque-là inaccessibles ou bien difficilement accessibles aux érudits des diverses classes et principalement aux médecins, dont la grande majorité était condamnée à vivre loin des centres scientifiques, où seul il devenait possible de se familiariser avec les rares et précieux manuscrits des temps anciens.

Nous allons passer en revue les principales éditions des œuvres d'Hippocrate, en y ajoutant des renseignements sur les deux premiers ou principaux traducteurs connus, hommes héroïques qui entreprirent la tâche immense de les coordonner, de les mettre en état d'être publiées. Nos lecteurs, nous l'espérons, y trouveront autant d'intérêt qu'à une causerie plus frivole que nous aurions pu mettre à cette même place, et l'un et l'autre nous saura peut-être quelque gré de lui avoir laissé jeter un coup d'œil facile sur des efforts glorieux tentés par des médecins pour lesquels, comme pour leur incomparable modèle, la postérité a commencé depuis longtemps. La prolixité des titres nous dispensera presque toujours de résumer autrement les éditions.

La première en date est la traduction latine de Fabius Calvus. Elle porte le titre : *Hippocratis Coi medicorum omnium longe principis, octoginta volumina, quibus maxima ex parte, annorum circiter duo millia Latina caruit lingua, Græci vero, Arabes et Prisci*

[1] Les manuscrits sur parchemin sont appelés par les bibliographes *Codices membranacei* et les manuscrits sur papier *Codices chartacei*.

nostri medici, plurimis tamen utilibus prætermissis, scripta sua illustrarunt, nunc tandem per M. Fabium Calvum Rhavenatem virum undecunque doctissimum latinate donata, Clementi VII Pontif. Max. dicata, ac nunc primum in lucem edita, quo nihil humano generi salubrius fieri potuit. Romæ ex ædibus Francisci Minitii Calvi Novocomensis, Anno, a Partu Virginis MDXXV, fol.

M. Littré dit au sujet de cette œuvre : « Cette traduction a été faite sur les manuscrits et avant que le texte grec eût été imprimé. Aussi se ressent-elle des difficultés que le traducteur a éprouvées. Elle n'est que d'un faible secours à l'étude ; je n'y ai trouvé la solution d'aucune des difficultés qui se sont présentées à moi dans le cours de mon travail. Elle n'est pas assez lucide pour aider à l'intelligence du texte dans les endroits obscurs, et elle n'est pas assez précise et assez littérale pour qu'on puisse apercevoir la trace des variantes qu'ont présentées sans doute quelquefois les manuscrits sur lesquels Fabius Calvus a travaillé. C'est donc un monument des premiers efforts de la médecine, au moment de la Renaissance, pour puiser directement aux sources hippocratiques, et il faut juger l'œuvre de Fabius Calvus, non point d'après ce qu'elle vaut, mais d'après ce qu'elle a valu jadis. Or ce fut un grand labeur, et ce fut aussi un service que de traduire la collection hippocratique sur les manuscrits, et de la donner, en langue latine, au monde médical[1]. »

M. Littré a eu la bonne fortune de trouver, dans un recueil de lettres[2], les détails suivants sur Fabius Calvus :

« Fabius de Ravenne est un vieillard d'une probité stoïque, et il « est difficile de dire de cet homme s'il est plus affable ou plus sa- « vant. Par lui Hippocrate tout entier parle maintenant tout à fait le « latin, et s'est déjà défait de ses vieux solécismes. Cet homme, infi- « niment vénérable (*sanctissimus*) a cela de rare chez tout le monde ; « mais ce qui lui est particulier, qu'il méprise tant l'argent, qu'il re- « fuse celui qu'on lui offre, à moins que la dernière nécessité ne l'y « contraigne. Autrement il a une pension mensuelle du pape Léon, « qu'il a l'habitude de distribuer à ses amis et connaissances. Il vit de « légumes et de salades, comme les Pythagoréens, dans une chau- « mière que l'on pourrait à bon droit qualifier de tonneau de Dio- « gène, non pas pâlissant, mais mourant sur les études (*studiis non « immorans, sed immoriens*), et réellement mourant, car cet homme « déjà octogénaire a contracté une maladie très-grave et très-dange- « reuse. Il est nourri et pour ainsi dire soigné par un homme très-

[1] E. Littré, *o. c.*, t. I, p. 541.

[2] *Clarorum virorum epistolæ singulares collectore Paulo Colomesio, in : S. Clementis epistolæ duæ ad Corinthios. Londini* 1687. *Epist. Cœlii Calcagnini ad Jacobum Zieglerum*, p. 233.

« riche et très-agréable au Saint-Père, par Raphaël Urbin, un jeune « homme d'une extrême bonté, mais d'un génie admirable. Celui-ci « excelle dans de grandes vertus, et est sans peine le prince de tous « les peintres, qu'on le considère sous le rapport de la théorie ou « sous celui de la pratique.... Il honore et chérit Fabius comme son « précepteur et son père; il lui fait part de tout et se conforme à ses « conseils. »

Tel fut l'homme courageux qui, le premier, osa aborder le chaos qui devait régner à son époque dans les écrits hippocratiques. Ses contemporains lui rendirent justice, tout en lui reprochant certaines inexactitudes, certaines ommissions, certains doubles emplois. Ainsi Asulanus Gessner dit de lui : « *M. Fabius Calvus Ravennas omnia Hippocratis opera vertit, sed rudiuscule, nec satis clare, Græcis quoque dictionibus sæpe relictis : utilis est tamen vel hoc nomine ejus translatio, quoniam, ut legitur in Præfatiuncula, multos Græcos Codices diversarum lectionum in promptu habuit.* »

Calvus travaillait déjà à sa traduction en 1515 et mourut en 1527, deux années après la publication de son œuvre.

Un an après cette traduction parut une édition grecque :

Ἅπαντα τὰ τοῦ Ἱπποκράτους. *Omnia opera Hippocratis. Venetiis in ædibus Aldi et Andreæ Asulani Soceri. Mense maii* MDXXVI. fol.

La même année parut à Bâle une traduction latine, sous ce titre :

Hippocratis Coi medicorum omnium longe principis opera : quibus maxima ex parte annorum circiter duo millia latina caruit lingua : Græci vero et Arabes, et Prisci nostri medici, plurimis tamen utilibus prætermissis, scripta sua illustrarunt : nunc tandem per M. Fabium Rhavenatem, Guilielmum Copum Basilensem, Nicolaum Leonicenum et Andream Brentium, viros doctissimos latinitate donata, ac jam primum in lucem edita : quo revera humano generi nihil fieri potuit salubrius. Basileæ in Officina Andreæ Cratandri, A. MDXXVI. fol.

Comme on le voit, c'est à peu près une contrefaçon de l'édition romaine, qui n'a même pas voulu se départir sur le titre de la naïve vanterie des premiers éditeurs, d'avoir fait ce qui pût arriver de plus salutaire au genre humain. Pourtant il faut excepter de la contrefaçon les *Aphorismes*, traduits par Nicol. Leonicenus, les livres du *Pronostic*, du *Régime dans les maladies aiguës*, par Guillaume Copus, et celui de la *Nature de l'homme*, par André Brentius.

Neuf années après, une nouvelle traduction originale vit le jour à Lyon. Elle est intitulée : *Hippocratis opera omnia, in que quidem Galeni extant commentaria, hactenus latio donata. Nempe, Aphorismorum sectiones septem, Nicolao Leoniceno interprete. Predicdictionum libri tres, a Laurentio Laurentiano traducti. Ratio victus in morbis acutis ex Joannis Vassei Meldensis tralatione. Ratio victus privatorum ex Joannis Guinterii Andernaci versione. De natura humana liber unus, alter de morbis popularibus quos ambos fecit latinos Hermanus Cruserius Campensis. Galeni in hec omnia enarrationes jam recens emaculatæ, ac scholiis doctissimis ornate, a Joanne Baptista Ferrario medico peritissimo. Lugduni apud Scipionem de Sabiano.* 1535, 2 vol. in-8°.

Cette édition est devenue extrêmement rare; elle n'est mentionnée que par Linden : *De Scriptis medicis*, et par Fabricius : *Bibliotheca græca.*

Trois années après, une nouvelle édition grecque fut publiée à Bâle. C'est celle qu'on désigne ordinairement par le nom de *Froben*, l'un de ses imprimeurs. Son titre est :

Ἱπποκράτους Κῴου ἰατροῦ παλαιοτάτου πάντων ἄλλων κορυφαίου βιβλία ἅπαντα. *Hippocrates Coi medici vetustissimi et omnium aliorum principis, libri omnes ad vetustas Codices summo studio collati et restaurati. Basileæ apud Hieronymum Frobenium et Nicolaum Episcopium.* MDXXXVIII. fol.

Cette édition est l'œuvre de Janus Cornarius, qui la fit suivre dix-huit ans plus tard de sa traduction latine, laquelle eut un grand succès, à en juger par les nombreuses éditions (peut-être même contrefaçons) qui en furent publiées pendant l'espace d'une trentaine d'annéés. Cette traduction parut presque simultanément à Venise, à Paris et à Bâle. L'édition de Bâle a pour titre : *Hippocratis Coi medicorum omnium longe principis, opera, quæ ad nos extant omnia. Per Janum Cornarium medicum physicum latina lingua conscripta. Basileæ, per Hier. Frob. et Nicol. Episcopium mense martio.* MDXLVI. fol. Les mêmes imprimeurs publièrent une seconde édition en 1553, avec privilége pour toute la France du roi Henri II. « *Donné « à Paris, le deuxiesme iour de Feburier, l'an de grace* 1557 *et de « nostre règne l'unziesme.* » Puis une troisième l'année suivante, et enfin une quatrième en 1558, augmentée d'arguments pour chaque livre et d'un Index très-détaillé, par Jacques Culman, de Gœppingen.

En 1562 parut une contrefaçon de cette édition à Lyon. Deux ans après et dans la même ville, autre édition revue, toujours de la traduction de Cornarius.

Cornarius, médecin-physicien de la ville de Zwickau, en Saxe, était un des plus infatigables pionniers de cette grande époque de la Renaissance. Né à Zwickau en 1500, son nom patronymique était Hainbutt ou Hagenbutt, qui signifie en allemand le fruit de la rose sauvage (*Rosa canina*), connu sous la dénomination de *Cynosbati fructus*. Son précepteur, qui n'était pas fort en latin ni en botanique, confondant les cynorrhodons avec les fruits du cornouiller, l'appelait Cornarius, pour latiniser son nom. Cornarius ne découvrit l'erreur que lorsque déjà il eut acquis quelque réputation sous son nom supposé; il jugea alors plus prudent de conserver ce nom usurpé, que de le changer. Mais l'ignorance de son premier précepteur le détermina, dès qu'il sut les premiers éléments de la grammaire, à ne plus jamais avoir recours à un professeur privé. A vingt et un ans il prit le grade de magister en philosophie, à Wittemberg; l'année suivante celui de licencié en médecine, et soutint ensuite sa thèse de docteur à Pavie.

Très-versé dans les langues latine et grecque, et la médecine des Arabistes étant alors enseignée partout, il conçut sérieusement l'idée de faire revivre la médecine grecque qu'il jugeait la meilleure. Il n'existait point de manuscrits grecs en Allemagne à cette époque, et Cornarius parcourut à leur recherche l'Italie, la France, l'Angleterre et la Belgique. Ce fut à Bâle qu'il en trouva enfin quelques-uns qui y avaient été apportés d'Italie, et il y resta une année entière pour user et profiter du trésor trouvé. Gesner dit de lui, qu'il traduisit plus de livres grecs que qui que ce fût au seizième siècle. En effet, il traduisit Arétée, Aétius, Paul d'Egine, Dioscoride, Artémidor, une partie des écrits de Galien et surtout Hippocrate. Mais il ne se borna point aux philosophes et aux médecins, il voulut aussi publier en langue latine Chrysostome, Epiphanius Basilius. Ses travaux pourtant n'étaient pas toujours exempts de critique et ses contemporains ne lui en firent pas faute, tout en lui rendant justice, non-seulement comme philologue, mais encore comme médecin fort distingué.

Il enseigna successivement la médecine aux universités de Marbourg, de Rostock et de Iéna, et se distingua comme praticien dans divers pays, en Livonie, chez les Ruthènes, dans le Mecklenbourg, en Thuringe, à Francfort-sur-le-Mein, où il exerça des fonctions médicales publiques, et finalement dans sa ville natale, où il fut chargé également des fonctions de physicien de la ville. Son édition de 1553 est dédiée au Sénat et aux citoyens de Zwickau. Dans cette dédicace il rappelle qu'il se trouvait déjà dans sa quarante-cinquième année quand il promit de se charger de la traduction d'Hippocrate. Il critique à cette occasion la prolixité de Galien, et nous apprend qu'il fut cruellement empêché de mener à bonne fin l'œuvre à laquelle il espérait suffire dans cinq ans, par les troubles qui agitèrent l'Allemagne à cette époque[1]. Sa ville dut se préparer à soutenir un siége, les habitations de la banlieue et des endroits voisins furent détruites pour les nécessités de la défense, toutes les caisses publiques et privées furent épuisées, la famine et la peste s'abattirent sur la malheureuse contrée. Cornarius se vit dans le cas d'exercer son art gra-

---

[1] C'était la guerre dite de *Schmalkalden*, qui sévissait dans ces parages.

tuitement : *Quid enim ex misella ac ærumnosa plebe quis exigeret?* dit-il naïvement et honnêtement; les imprimeurs-libraires se plaignaient que les livres ne trouvaient pas d'acheteurs et ils ne faisaient plus de commandes. Néanmoins il paie un juste tribut d'éloges à Frobenius et à Episcopius, qui à cette grande époque étaient au niveau des esprits les plus progressifs. Car ce furent ces deux hommes qui éditèrent un grand nombre d'ouvrages précieux et de la plus haute importance, et c'est grâce à leur libéralité que Cornarius put se livrer pendant vingt-cinq ans à ses immenses travaux. Il a grand soin d'ajouter que jamais il n'a touché aucun salaire ni annuel ni mensuel de qui que ce fût, mais qu'il a vécu des leçons qu'il donnait comme professeur de médecine et de son traitement de physicien public[1].

Il mourut à cinquante-huit ans, selon les uns à Iéna, selon les autres à Zwickau, et laissa deux fils, Achate et Diomède, tous les deux docteurs en médecine.

En 1564 parut à Lyon une nouvelle édition de la traduction de Cornarius, avec Index de Culman, et en 1574 une autre à Venise, avec des commentaires de Jean Marinelli, chez Jean Valgrisius. Cette édition a disparu.

De nouveaux traducteurs se mirent à l'œuvre vers la fin du seizième siècle. Une édition latine, avec le texte grec en regard, parut sous le titre : *Hippocratis Coi opera quæ extant græce et latine veterum codicum collatione restituta, novo ordine in quatuor classes digesta, interpretationis latinæ emendatione, et scholiis illustrata, a Hieron. Mercuriali Foroliviensi. Venetiis, industria ac sumptibus Junctarum. 1588. fol.*

Travail tout neuf sur Hippocrate, avec des notes souvent très-remarquables. Effort visible de pénétrer le sens véritable de l'auteur et pour ne pas seulement remplacer des mots grecs par des mots latins.

La ville libre de Francfort-sur-Mein eut la gloire de terminer la série des éditions hippocratiques du seizième siècle et de produire la meilleure traduction de toute la série par les deux éditions suivantes fournies par la même maison, les héritiers d'André Wechel :

Τοῦ μεγάλου Ἱπποκράτους πάντων τῶν ἰατρῶν κορυφαίου τὰ εὑρισκόμενα. *Magni Hippocratis medicorum omnium facile principis, opera omnia quæ extant in VIII sectiones ex Erotiani mente distributa. Nunc recens latina interpretatione, et annotationibus illustrata, Anutio Fœsio mediomatrico medico authore. Adjecta sunt ad VI sectionem Palladii Scholia græca in lib. de Fracturis, nondum antea excusa, et nunc primum Latinate donata. His præ-*

---

[1] Voy. *Ad honestos ac præstantes viros, Senatum populumque Zviccaviensem, Jani Cornarii medici physici in Hippocratem suum Latinum, præfatio*, dans l'édition de 1558.

terea accessere variæ in omnes Hippocratis libros Lectiones græcæ, ex reconditissimis manuscriptis exemplaribus summa diligentia collectæ, nec non etiam quorumdam doctissimorum Virorum in aliquot Hippocrat. libros observationes. Cum Indice quadruplice longe amplissimo et utilissimo. Francofurti apud Andreæ Wecheli heredes. In-fol. 1595.

Comme on le voit par le titre, cette édition contient du texte grec, tandis que l'édition publiée l'année suivante par la même maison est exclusivement latine, probablement pour pouvoir être donnée à un prix inférieur.

M. Littré dit au sujet de cette traduction : « Le travail de Fœs est incontestablement supérieur à tous ceux qui l'ont suivi. C'est un beau monument de l'érudition médicale au seizième siècle [1]. » Samuel Chouet, de Genève, la jugea déjà en 1657 : *Omnium optima.* A. O. Gœlicke dit d'elle, dans son *Hist. med.* : *Fœsiana editio omnibus reliquis palmam non tam disputat, quam præripit.*

Le seizième siècle a donc fourni au monde savant, et dans l'espace de soixante et onze ans, dix-huit éditions des œuvres hippocratiques, dont deux grecques, deux gréco-latines et quatorze latines.

Le dix-septième siècle pouvait se montrer moins empressé; pourtant il fournit deux traducteurs latins, Van der Linden, professeur à Leyde (1665), et Chartier, docteur de la Faculté de Paris et médecin consultant du roi (1679), et un traducteur français, Dacier, employé à la Bibliothèque royale. Van der Linden fut sévèrement jugé par les contemporains; car Gœlicke, entre autres, en dit dans son *Hist. med.* : *Nescio, qua animi intemperie studiosi medicinæ vulgo ruant in editionem* Van der Lindianam, *eamque immani prætio redimant, cum hactenus perspicere mihi non licuerit, quid* Lindenius *singulare præstiterit præ aliis.* M. Littré pense de lui qu'il n'a guère consulté les manuscrits.

Le même siècle vit une seconde (1621), une troisième (1624) et une quatrième (1645) édition de l'œuvre de Fœs, et malgré la supériorité de celle-ci, trois éditions de la traduction de Cornarius, avec les commentaires de Marinelli, l'une à Vicence en 1610, les deux autres à Venise en 1619 et en 1679.

Allez donc chercher aujourd'hui à Vicence et même à Venise des éditeurs ou seulement des imprimeurs pour une pareille entreprise !

Le dix-huitième siècle ne trouva plus grand chose à faire sur le champ hippocratique, tant exploité par ses deux prédécesseurs. Il ne se distingua que par des réimpressions, dont entre autres une de la traduction de Cornarius, à Venise 1737, avec les Commentaires de Marinelli et l'Index de Pinus. Une exception honorable fait l'édition

---

[1] E. Littré, *o. c.*, t. I, p. 548.

suivante, malheureusement restée inachevée et fort loin de son terme, mais précieuse, parce que l'auteur a eu à sa disposition des manuscrits jusque-là inexplorés :

Τὰ Ἱπποκράτους ἅπαντα. *Hippocratis opera omnia cum variis lectionibus non modo hucusque vulgatis, verum ineditis potissimum, partim depromptis ex Cornarii et Sambuci Codd. in Cæsar. Vindobonensi Bibliotheca hactenus asservatis et ineditis, partim ex aliis ejusdem bibliothecæ mss. libris, ac denique ex mediceis Laurentianis mss. Codd. collectis ; quarum ope sæpe numero græcus contextus fuit restitutus. Accessit index Pini copiosissimus cum tractatu de mensuris et ponderibus. Studio et opera Stephani Mackii, Elisabethæ Christinæ aug. aulæ medici. Viennæ Austriæ ; ex typographia Kaliwodiana*. 1743. 2 vol. in-fol.

Ce même siècle fournit une traduction allemande, également inachevée, très-estimée en Allemagne : *Hippokrates Werke aus dem Griechischen übersetzt und mit Erlæuterungen, von D. Joh. Friedr. Karl Grimm. Altenburg*. 4 vol. in-12.

Le dix-neuvième siècle débuta par une bonne traduction française, que M. Littré juge préférable aux traductions latines qui l'ont précédée. C'est la traduction de Gardeil : *Traduction des OEuvres médicales d'Hippocrate sur le texte grec de Fœs*. Toulouse 1804, 4 vol. in-8°.

Elle fut suivie par la *Fondation de la doctrine d'Hippocrate d'après le texte, par M. le chevalier de Mercy*. Paris 1812. Le texte grec en regard.

L'Allemagne aussi eut une nouvelle édition, mais qui n'eut pas beaucoup de succès; c'est : Τοῦ μεγάλου Ἱπποκράτους ἅπαντα. *Magni Hippocratis opera omnia. Editionem curavit D. Carolus Gottlob Kühn, professor physiologiæ et pathologiæ in litterarum universitate Lipsiensi publicus ordinarius*. Lipsiæ 1825, 3 vol. in-8°.

En 1839 commença la publication à Paris de la magistrale édition de M. Littré : *OEuvres complètes d'Hippocrate, traduction nouvelle avec le texte grec en regard, collationné sur les manuscrits et toutes les éditions, accompagnée d'une introduction, de commentaires médicaux, de variantes et de notes philologiques, suivie d'une table générale des matières*. Elle comprend dix volumes et fut terminée comme publication dans l'espace de vingt deux ans. Ce que nous en avons dit plus haut, nous dispense d'y revenir.

M. Daremberg a voulu donner, en complétant ou en éclaircissant certains passages des traités qu'il avait déjà publiés en entier, soit par des fragments d'autres traités de la collection, soit par des extraits des commentaires anciens, et surtout de ceux de Galien, une sorte de Compendium de la médecine hippocratique. Il a voulu mettre la doctrine et les chefs d'œuvre d'Hippocrate à la portée des médecins et des étudiants qui n'ont que très-peu de temps à consacrer aux études historiques. Il a voulu donner une édition qui renfermât, en un seul volume, la substance d'un grand nombre de travaux entrepris sur la totalité ou sur quelques parties des œuvres du chef de l'Ecole de Cos, et le résultat de ses propres recherches sur leur interprétation philologique et médicale. Selon nous, il a magistralement réussi. Ajoutons que son travail, tout en donnant tout ce que l'auteur s'est proposé, est en même temps abordable aux bourses les plus modestes. Le titre de l'ouvrage est : *OEuvres choisies d'Hippocrate, traduites sur les textes manuscrits et imprimés, accompagnées d'arguments de notes et précédées d'une introduction*, par le docteur Ch. Daremberg, bibliothécaire de la bibliothèque Mazarine. Paris 1855. — Il contient : le Serment, la Loi, de l'Art, du Médecin, Prorrhétiques, liv. I, Pronostic, Coaques, Des airs, des eaux et des lieux, Des épidémies, liv. I et III, Régime dans les maladies aiguës, Aphorismes, Extraits et analyses de plusieurs traités.

Outre les éditions complètes, il a été publié, depuis le seizième siècle, un grand nombre d'éditions et de traductions, tantôt de tel, tantôt de tel autre livre hippocratique. Nous craindrions de fatiguer le lecteur en les énumérant ici, ce travail étant déjà devenu assez long; nous croyons d'ailleurs avoir satisfait au but que nous nous proposions, en mettant nos lecteurs à même de se familiariser facilement et sans perte de temps avec la bibliologie hippocratique, et en leur montrant quelle importance le monde savant attachait à cette collection depuis la Renaissance des lettres.

Il demeure incontestable, pour tout homme refléchi, qu'une œuvre qui a occupé si sérieusement depuis une si longue série d'années tant d'esprits distingués, qui a fait dépenser aux uns une grande partie de leur existence pour la vulgariser, qui a fait hasarder aux autres leur fortune pour la répandre, possède une valeur au-dessus de toute contestation. Aussi tout médecin instruit, qui n'a pas perdu l'habitude de la méditation et dont le talent a été mûri par l'expérience, sait-il aujourd'hui ce qu'il doit penser du terre à terre de certains esprits, qui croient se distinguer en affichant, au nom de la science moderne, un dédain superbe pour l'œuvre désormais impérissable qui nous occupe. Il y en a même qui s'imaginent avoir fait une œuvre bien méritoire en s'acharnant après certaines parties erronées de l'œuvre hippocratique, comme si aujourd'hui les esprits judicieux avaient dû attendre leurs critiques atrabilaires pour séparer le bon grain de l'ivraie.

Toutefois ce n'est peut-être point dans le camp des détracteurs et des négateurs d'Hippocrate qu'il faut chercher ses plus dangereux ennemis. Il faut plutôt, selon nous, les chercher parmi ses amis maladroits, aussi incapables parfois de le comprendre et de l'apprécier à sa juste valeur que les premiers. Méfions-nous surtout de ceux qui, dédaignant l'exemple donné par M. Daremberg, ou voulant faire mieux, prétendent nous donner des éditions châtrées, d'où ils auraient élagué ce qu'il leur aurait paru obscur, diffus ou superflu, en conservant ce qui leur semble présenter le caractère d'un principe, d'une maxime ou d'un dogme, sans s'inquiéter si ce qui leur paraît obscur ne serait peut-être pas très-clair pour d'autres, et si ce qui est principe, maxime ou dogme pour eux, ne constituerait pas autant d'erreurs pour le reste de leurs confrères.

Ceux-là ne sont pas les vrais disciples d'Hippocrate, car le père de la médecine n'a jamais cherché à systématiser à proprement dire les vérités de la médecine; il s'est, au contraire, élevé en maint endroit contre ceux qui ont affiché cette prétention, se bornant toujours à indiquer, comme exemple de ce qu'il faut connaître en médecine, les effets purs et simples de la nature.

Méfions-nous davantage encore de ceux qui voudraient essayer de proclamer Hippocrate le patron et le parrain du vitalisme amphigourique de l'École de Montpellier, et qui, allant plus loin encore, en feraient, si on les suivait, le chef spirituel d'une école cagote, orthodoxe et intolérante, dont les élucubrations frisent bien souvent la capucinade.

Écoutez plutôt ceci : « Parler de révélation et de religion, c'est « parler du catholicisme, puisque sans une *interprétation infaillible*, « et par conséquent *divine*, la révélation et la religion sont lettres « *mortes*.

« Revenu au spiritualisme et par conséquent à l'*enseignement ca-* « *tholique*, qui en est la plus haute expression, le médecin ne peut « manquer d'admirer la magnifique synthèse ou unité qui caractérise « cet enseignement.... Or cet enseignement.... *cet ensemble existe*, « et non-seulement il existe, mais il a été représenté, soutenu, dé- « fendu par les quatre grands génies médicaux qui ont seuls univer- « sellement fait école : Hippocrate et Galien, dans les temps anciens; « Sydenham et Bœrhaave, dans les temps modernes[1]. »

Voilà donc deux païens et deux protestants, qui certes ne s'y attendaient pas, promus et proclamés représentants, soutiens et défenseurs du catholicisme !

Autre exemple :

« La médecine, dit Cayol, est représentée par deux écoles. L'une « considère les organes sains ou malades comme les instruments de

---

[1] *Étude sur les bases de la science médicale et Exposition sommaire de la Doctrine traditionelle*, par J. C. Faget. Ouvrage couronné par l'Académie de médecine de Caen. Introduction, p 19. Paris 1856.

« la vie, les maladies comme des réactions ou des fonctions anor-« males de l'organisme, et les altérations organiques comme des « effets et des résultats éventuels de ces réactions ou fonctions anor-« males. C'est l'école vitaliste, *elle s'appuie sur la vie : c'est la « bonne école, elle seule est orthodoxe.* L'autre école recherche « et prétend découvrir dans les organes, dans leur contexture, dans « les molécules dont ils se composent, et dans leurs altérations ma-« térielles, la raison, le principe de la vie et de tous les phéno-« mènes physiologiques et pathologiques par lesquels elles se ma-« nifeste. C'est l'école matérialiste, anatomique, anatomo-patholo-« gique, organique, éclectique, comme il vous plaira de l'appeler; « *elle repose sur le cadavérisme. C'est l'école dissidente ou protes-« tante ; c'est la mauvaise école !* »

« L'organisme, s'écrie le docteur Teissier, est un système absurde « dans ses principes et dans ses conséquences, et le déshonneur de « la médecine au dix-neuvième siècle! Ce n'est ni une théorie, ni « une doctrine, c'est une erreur grossière et le *caput mortuum* du « voltairianisme[1]. »

Cayol est bien fier de son vitalisme; la *bonne école s'appuie sur la vie*, dit-il. Et qu'est-ce que la vie? L'école vitaliste a essayé d'en donner une foule de définitions; de bons esprits même, qui n'appartiennent point à cette école (E. Littré, Michel Lévy[2]), l'ont tenté, personne n'y a réussi, et par une raison bien simple. La vie dont l'école vitaliste fait la base de sa doctrine, dont elle veut voir les manifestations partout, la vie est un terme, un mot, une abstraction, que l'esprit humain avait le droit de créer, mais qui n'en reste pas moins un terme, un mot, une abstraction. En parlant c'est un son, en écrivant ce sont trois signes juxtaposés : VIE. Il y a une nature vivante, il y a une infinité d'organismes vivants; mais en dehors d'eux il n'y a pas de vie; la vie n'existe pas sans eux, séparée d'eux; elle n'existe comme telle que dans la pensée humaine, qui s'accoutume trop facilement quand elle a trouvé un terme, une abstraction, d'en faire une entité.

O sanctas gentes, quibus hæc nascuntur in hortis
Numina! JUVÉNAL, Sat. XV.

Comment dès lors échafauder des systèmes, des doctrines sur un

---

[1] Voy. dans *Institutions d'Hippocrate* ou *Exposé philosophique des principes traditionels de la médecine, suivi d'un Résumé historique du naturisme, du vitalisme et de l'organisme, et d'un Essai sur la constitution de la médecine, par le docteur* T. C. E. EDOUARD AUBER. Paris 1864, p. 389.

[2] Voy. *ibid.*, p. 379.

son, sur une entité, qui n'existe que dans votre pensée? Comment surtout vouloir en donner une définition comme d'une chose que vous pouvez trouver dans le monde réel ?

La seule définition possible de la vie est celle de la vie de l'individu, que nous formulerons ainsi : la vie de l'individu est l'espace de temps qui s'écoule entre sa naissance et sa mort. Et encore ! car notre vie, à nous-même qui écrivons ces lignes, qu'est-elle? Celle qui s'est passée entre notre naissance et le moment actuel n'existe plus, celle qui doit s'écouler encore entre ce moment et notre mort n'existe pas encore. Ce qui doit venir après n'est plus du domaine de la médecine.

Si nous montrons ainsi l'inanité de la base sur laquelle repose l'école vitaliste, il n'en faudrait pas conclure que nous la condamnons dans toutes ses manifestations Certes elle a produit des génies supérieurs, et les écrits de Cayol, de Lordat, de Barthez, de Gollin, et plus encore de leurs prédécesseurs, du reste beaucoup moins tranchants et plutôt hippocratistes que vitalistes, tels que Fernel, Sennert, Baillou, Bordeu, Cabanis, Hallé, Pinel, Chaussier, Corvisart, Recamier etc., renferment une immensité de principes, d'aperçus et de vérités, qu'un médecin ne doit pas se dispenser de connaître et de méditer.

L'organicisme, mais surtout l'organicisme fanatique, a de son côté bien des péchés à se reprocher. Il a trop détourné l'attention de l'étude de l'homme vivant et réagissant pour la porter exclusivement sur l'étude de l'état matériel des organes et des liquides ; il a présenté la connaissance du siége des maladies comme la base de tout examen et de tout diagnostic, il a faussé l'étiologie en présentant les lésions organiques comme les causes directes des maladies ; il a démonétisé la symptomatologie en signalant les symptômes des maladies comme les simples effets des lésions organiques ; et alors, par une conséquence naturelle, mais déplorable, en faussant l'étiologie, il a déshérité la médecine d'un bien précieux, en ce sens que la connaissance des causes de maladies est une source infiniment plus féconde en indications pratiques que celle des lésions organiques. Et d'autre part, en démonétisant la séméiologie, c'est-à-dire en n'établissant aucune différence entre les phénomènes, entre les symptômes, il a fait perdre de vue et pour ainsi dire annihilé un des faits les mieux acquis à la vraie médecine, à celle qui veut guérir ou prévenir, et non pas seulement faire des autopsies : celui qui affirme qu'en tout état morbide il y a non-seulement un état affectif produit par une cause morbifique, mais encore un état actif, c'est-à-dire un effort de réaction dont le but est de lutter contre la cause morbifique et d'en arrêter les effets, et s'est donné ainsi la mission de former de grands connaisseurs de maladies et de forts médiocres guérisseurs.

Mais, d'un autre côté, l'organicisme a rendu d'immenses services; il a rattaché à des lésions organiques ou à l'altération des liquides des groupes entiers de phénomènes dont la cause et le lien auraient échappé à l'attention des observateurs sans ses patientes investigations; il a jeté de vives lumières sur bien des points oubliés ou mal jugés de la pathologie générale. Il a remanié avantageusement quelques parties de la nosologie, en créant ou en supprimant certaines classes d'affections, et si pendant quelque temps il a refusé d'admettre et par conséquent d'étudier la foule des causes morbifères extérieures à l'organisme, il est en train de prendre une éclatante revanche, en soumettant nos *circumfusa* aux investigations des puissants moyens que lui fournissent la physique et la chimie. Les travaux de Virchow seront peut-être la cause que bientôt l'organicisme imposera, avec l'autorité qu'il sait prendre et au besoin usurper, des vérités qu'il a combattues jadis comme stupides et funestes, avec tout le fanatisme qui l'a caractérisé parfois [1].

Nous savons bien que nos appréciations impartiales ne feront pas cesser la guerre que se livrent les deux écoles, et que les fanatiques des deux côtés continueront à se combattre, à se ridiculiser, à se persécuter, à se calomnier, à s'anathématiser, à s'excommunier réciproquement. Chaque église a érigé un autel, sur lequel elle a placé son idole, s'appelant élucuburation métaphysique ici, là s'appelant matière, et elle continuera à l'encenser en cherchant à pulvériser celle du voisin :

Summus utrinque
Inde furor vulgo, quod Numina vicinorum
Odit uterque locus, quum solos credat habendos
Esse Deos, quos ipse colit. JUVÉNAL, Sat. XV.

Qu'y faire? le sage, dans ces circonstances, regarde le combat, en s'applaudissant du progrès que, sans y prendre garde, les champions font faire à la science. Mais il se raidira toujours contre les prétentions outrées des uns et des autres, quand ils voudront le courber sous leur joug.

Après cela on nous dira peut-être: Mais qui êtes-vous vous-même, pour vous placer ainsi en dehors ou au-dessus des luttes que nous soutenons dans l'intérêt de l'humanité, et qui vous croyez appelé si bien à faire la leçon aux autres?

Ce que nous sommes, nous pouvons le dire sans hésiter, si cela peut intéresser nos lecteurs. Nous avons resté fidèle aux traditions rationalistes, naturistes et hippocratiques de cette École de Stras-

---

1 Voy. *De la Contagion dans l'érysipèle*, par le Dr H. CH. MARTIN. Paris 1865.

bourg, qui nous a initié à la science médicale, et qui a été tant de fois méconnue, combattue, calomniée par ceux qui ne la connaissaient pas, ou par des novateurs venus du dehors, qui bientôt devaient apprendre à l'apprécier. Nous avons resté rationaliste, parce que la raison nous enseigne qu'il n'y a pas d'effet sans cause, et que cet admirable univers, si bien coordonné, dont tous les règnes de la nature nous fournissent des millions de preuves, n'est point l'œuvre du hasard, — autre mot, autre abstraction, — du hasard qui n'existe pas, et qui n'est également qu'un son, mais doit son existence à un principe, à un Être supérieur, à un X, que vous désignerez comme vous voudrez, mais qui restera à jamais indéfinissable aux élucubrations des ontologistes et impénétrable aux moyens investigateurs des réalistes. Pour définir Dieu, il faudrait être Dieu lui-même, a dit Voltaire, et nous sommes de son avis. Autrement la raison nous enseigne que la médecine doit rester dans son domaine et s'abstenir de faire des incursions trop fréquentes dans celui de la métaphysique et surtout de la théologie. *Suum cuique*, sa part est assez large et assez belle ici-bas.

Nous avons resté naturiste, parce que la raison aussi nous enseigne que nous avons à faire à la nature vivante, et que sans l'observation patiente et l'étude assidue de la nature, du macrocosme et du microcosme, le médecin ne pourra jamais revendiquer ce titre avec autorité, et que la moitié au moins de ses efforts se perdront dans le vide.

Nous avons resté hippocratiste, parce que nos premiers maîtres, et parmi eux nous comptons par ses écrits l'immortel Laënnec, ne nous ont pas mis en défiance des travaux impérissables du vieillard de Cos, parce que dès que nous nous sommes senti capable de les aborder, nous avons resté pénétré d'admiration pour celui qui a su rappeler si souvent et avec tant d'autorité aux médecins les devoirs qu'ils ont à remplir, les règles d'attention, de soin, de prudence que leur impose leur profession à l'égard des malades, pour celui qui aimait tant sa noble profession, qui fut d'une probité scientifique sans reproche, qui combattait le charlatanisme avec tant de résolution, qui par ses méditations et son expérience sut estimer et trier à leur juste valeur les traditions du passé, qui, tout en reconnaissant que la médecine de son temps est un art, voulait au moins que l'art fût traité scientifiquement, c'est-à-dire qu'en toute occasion on y appliquât l'attention et le jugement, qui évita toujours de se jeter dans le champ vide des hypothèses, qui nous laissa tant de modèles incomparables de l'art de fixer par l'écriture les fruits de l'observation et de la méditation, qui nous légua tant de préceptes incontestables, et qui établit la science médicale, fille de l'observation, sur une base que vingt siècles n'ont pu ébranler.

C'est fortifié de la sorte dans nos convictions, que nous avons pu rester fidèle aux traditions que nous avaient légués nos vieux maîtres, que nous avons pu nous garder des spéculations des iatro-sophistes, que nous avons pu résister à l'entraînement des systèmes dont nous avons de bonne heure appris à reconnaître la vanité. C'est grâce à cette direction donnée à notre esprit que nous n'avons jamais voulu nous laisser aller avec les matérialistes à prendre l'organisme humain pour une cornue, pour un récipient de laboratoire ou pour un mouvement d'horlogerie, que nous avons toujours resté convaincu que l'objet de nos études et de nos efforts est un organisme vivant, et que malgré tous les microscopes, malgré tous les réactifs et malgré tous les scalpels, nous avons toujours à compter avec des lois particulières, dont il nous est bien permis d'observer les effets, mais dont il nous restera défendu à jamais, ainsi qu'à ceux qui nous suivront, de pénétrer l'essence intime. Grâce à cette direction d'esprit aussi, nous n'avons jamais pu nous associer aux anathèmes lancés par les orthodoxes aux travailleurs de notre temps, à ces infatigables pionniers de la science actuelle et de la science future, qui mettent journellement à notre disposition des découvertes qu'Hippocrate lui-même aurait acceptées avec enthousiasme.

www.ingramcontent.com/pod-product-compliance
Ingram Content Group UK Ltd.
Pitfield, Milton Keynes, MK11 3LW, UK
UKHW022207190726
13855UKWH00004B/1664